Te129
51

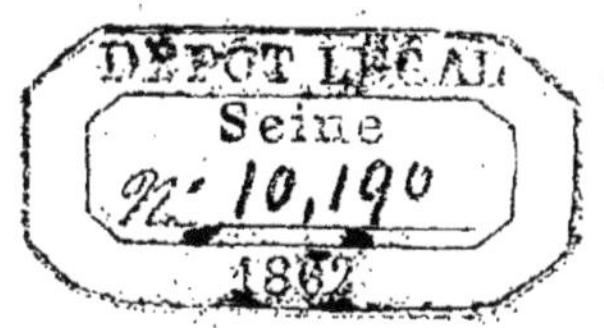

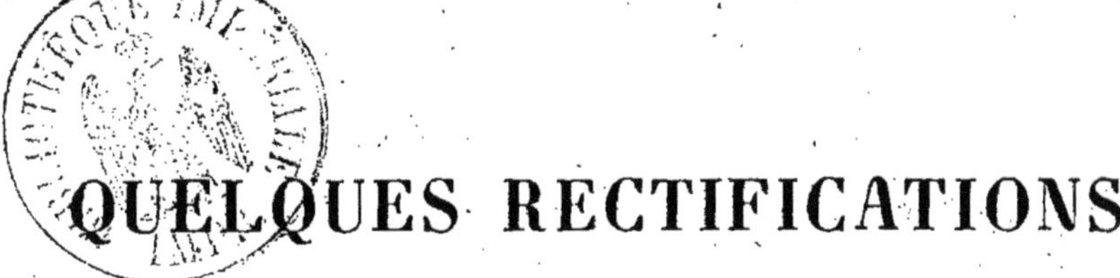

QUELQUES RECTIFICATIONS

A PROPOS D'UN JUGEMENT

PORTÉ SUR

L'INDUSTRIE COUTELIÈRE CHIRURGICALE

A L'EXPOSITION UNIVERSELLE DE LONDRES DE 1862

PAR

F. CHARRIÈRE

ANCIEN FABRICANT D'INSTRUMENTS DE CHIRURGIE
OFFICIER DE LA LÉGION D'HONNEUR

1862

Te 129 51

PARIS. — TYPOGRAPHIE DE HENRI PLON
IMPRIMEUR DE L'EMPEREUR,
8, RUE GARANCIÈRE.

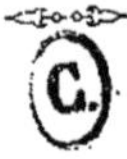

QUELQUES RECTIFICATIONS

A PROPOS D'UN JUGEMENT

PORTÉ SUR

L'INDUSTRIE COUTELIÈRE CHIRURGICALE

A L'EXPOSITION UNIVERSELLE DE LONDRES DE 1862.

Bien que le mérite de priorité et d'invention soit un titre que nous sommes habitué depuis longtemps à nous voir disputé, nous n'avons pu garder le silence en présence des allégations et insinuations diverses qui se sont produites dans ces derniers temps. Tantôt une de nos inventions était passée sous silence, tantôt on exaltait un instrument dont il semblait qu'on voulût oublier notre participation à sa création première, tandis qu'on parlait des légères modifications ou imitations déguisées de nos confrères; tantôt enfin des instruments, déjà jugés favorablement par les maîtres de la chirurgie, après expériences multipliées, ont été relégués au nombre des complications inutiles, et jugés défectueux. Toutes ces appréciations nous ont été personnellement pénibles.

Mais il en est d'autres qui ne nous ont pas moins attristé. La plus grande partie des innovations de mon fils et successeur ont été sensiblement dépréciées. Les modifications qu'il a fait subir aux instruments usuels, ont fourni l'occasion de dire presque qu'elles étaient mauvaises. Il nous suffira de rappeler un mot du critique; après avoir parlé des trousses nouvelles, il dit que « leur perfectionnement pourrait détourner de perfectionnements plus sérieux ». Et les instruments auxquels il est fait allusion ensuite, au moins dans les trois premiers articles sur l'Exposition de Londres, ne sont guère pris parmi ceux que mon successeur a fabriqués.

Le jugement favorable qui a été porté sur la grande Notice de ce dernier, n'a point convaincu le critique. Prévenu sans doute, il ne l'a pas lue, se bornant à la juger à son étendue, au nombre de ses figures, et au travail qu'elle avait dû coûter. De là sans doute quelques oublis et erreurs que nous avons cru devoir relever.

Un scrupule longtemps nous a fait hésiter. Nous n'oublions pas que vis-à-vis des chirurgiens notre rôle doit rester modeste. Puis, nous ne nous croyons pas le droit de toucher aux opinions personnelles, dont la liberté ne saurait être entravée.

Mais lorsque, dans un journal de médecine, l'œuvre de notre vie, l'objet constant de nos préoccupations semble nous être peu à peu enlevé, nous avons, ce nous semble, le droit de dire, haut et fort, ce qui est juste, soit pour nous-même, soit pour notre successeur.

Nous n'incriminerons personne; nous ferons seulement observer qu'il est des connaissances de métier avec lesquelles les chirurgiens ne sont point familiers; qu'il faut l'expérience d'une longue carrière pour porter de bons jugements; que l'on ne s'improvise pas d'un seul coup appréciateur d'instruments de chirurgie, et qu'un critique peut oublier les mémoires et rapports qui récompensent le zèle des fabricants, sans que cela nuise à son mérite dans la partie de la médecine opératoire où il est question d'instruments spéciaux.

I.

L'application du tenon aux ciseaux et aux pièces à branches assemblées a été, sinon disputée à notre invention, du moins rapprochée d'une invention ancienne; on trouvait, dit-on, des instruments analogues et même semblables dans l'arsenal de Percy. Il faut avouer que le coutelier de Percy a eu bien du malheur de ne pas voir toute l'importance qu'ont attachée, depuis 1851, à ces instruments, les concurrents de mon successeur. Mon fils n'a jamais dissimulé qu'il connaissait le tenon à une seule aile, vissé et légèrement rivé sur l'ancien tiretoir, pour l'extraction des dents; mais il est loin d'avoir la disposition, l'usage et les avantages de celui qu'on voit (fig. 1).

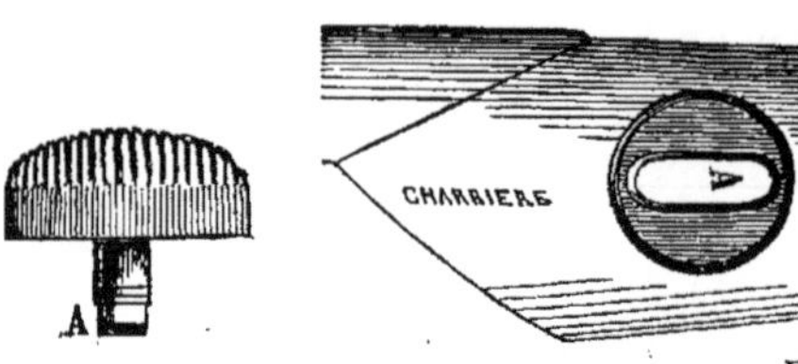

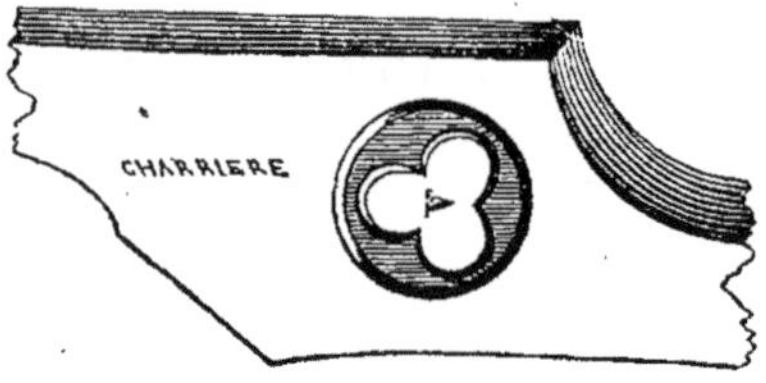

Fig. 1.

Lorsqu'un de nos confrères de Londres nous a demandé, à prix d'or, le droit de prendre une patente coûteuse pour exploiter notre brevet à Londres, il avait sans doute jugé à qui revenait le mérite d'invention. Et, pour le dire en passant, sans doute la présence de ces instruments dans les vitrines anglaises a fait croire au critique non averti que les Anglais rivalisaient avec nous pour le tenon, alors que ces instruments sortaient peut-être des ateliers de MM. Vitry de Nogent (Haute-Marne), auxquels nous avons donné nos modèles, et qui fournissent à la plupart des fabricants français et européens. Disons encore que, en 1851, les Anglais parlaient de la supériorité de leur vis sur les vis des ciseaux français. Mon fils n'avait pas encore présenté aux académies les applications du tenon aux instruments à deux branches, ce *qu'il a fait* après l'Exposition.

II.

C'est à mon successeur qu'il appartient d'avoir simplifié les trousses. C'est un oubli à signaler dans les questions de priorité, auxquelles semble tenir le critique de la *Gazette hebdomadaire*.

Je ne me rends pas compte des singulières prédilections qu'il a pour des imitations des bistouris et scalpels démontants de mon fils, sous prétexte que le manche est plus résistant. Je ne comprends pas des regrets pour les anciens bistouris, alors qu'il était facile de voir que le bistouri figuré plus loin est muni de son manche comme les anciens, et qu'il a de plus l'avantage de servir de manche à toutes sortes de lames, dont plusieurs sont représentées à côté (fig. 2 et 3).

La première lame, lame permanente, étant fermée, forme manche plein.

Dans la trousse nouvelle, il y a quatre manches sur lesquels on peut monter toutes sortes de pièces; une lame permanente existant à chaque manche, c'est autant de manches pleins. Du reste, le Catalogue de trousses nouvelles, avec quatre planches gravées sur acier, aurait pu convaincre les plus prévenus.

Un passage des feuilletons scientifiques et industriels du journal dit que peut-être J. Charrière s'est trop préoccupé de cette partie de l'instrumentation, et que cela pourrait le détourner de perfectionnements plus sérieux. En fait de sérieux, rien ne l'est plus que ce qui passe dans la pratique générale. Il n'en n'est pas de même de beaucoup d'inventions, qui laissent à peine dans l'avenir le souvenir du bruit qu'elles ont essayé de faire.

Les trousses nouvelles de J. Charrière sont dans toutes les mains. Ses trousses, étuis à dessections, boîtes à opérations, tous construits d'après les mêmes principes de simplification, ont été officiellement fournis aux écoles du gouvernement, aux hôpitaux militaires, etc., etc., depuis une époque déjà reculée, et qui a suffi à l'expérience. Aussi ai-je été heureux de voir mon fils réussir en suivant la voie des simplifications que j'avais tracée, et je ne crains pas de dire, du reste, que mon fils accepte la responsabilité des œuvres dont il a, le premier, pris l'initiative à l'égard de la trousse (1).

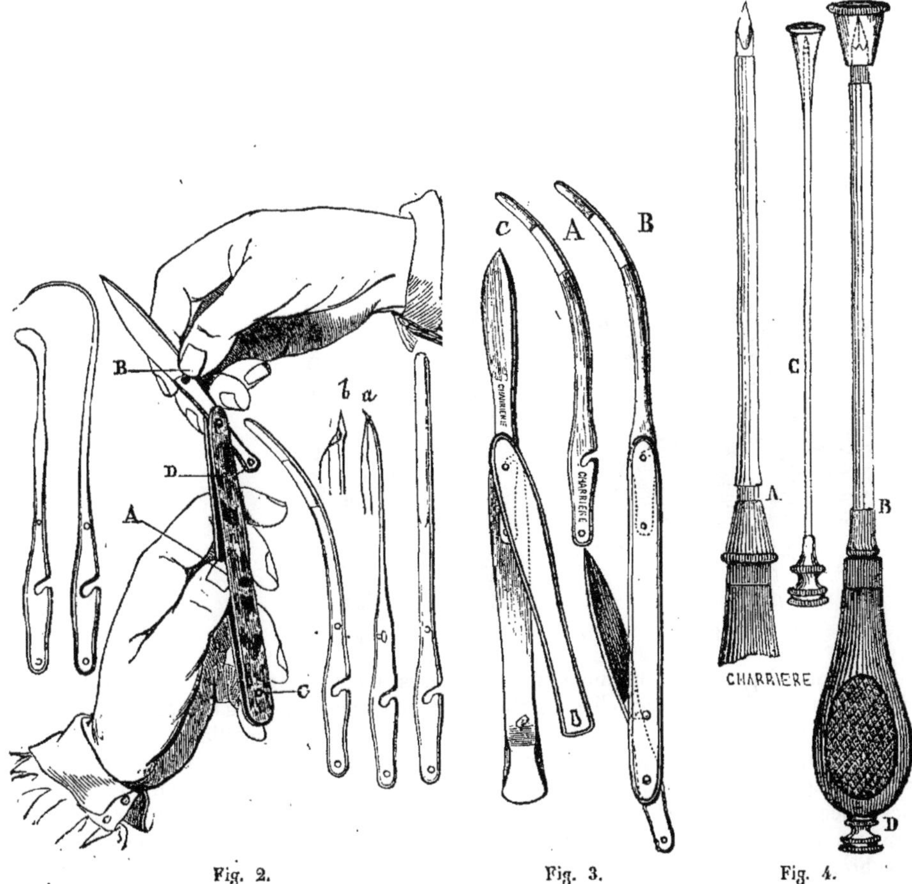

Fig. 2. Fig. 3. Fig. 4.

C'est en 1855, séance du 7 mars, qu'il a communiqué à l'Académie de médecine le trocart, avec entonnoir remplaçant la grande gouttière, si incommode pour faire les injections et retenir les liquides; avec rainure pour maintenir une baudruche dans le cas de thoracentèse. La possibilité de placer le trocart dans la trousse en retournant sa canule, dont l'extrémité se sépare ainsi; l'idée de creuser le trocart pour y loger un trocart explorateur (fig. 4) sont des inventions de J. Charrière, et ajouter un trocart de plus dans le gros trocart n'enlève rien à l'invention première.

(1) Des pièces authentiques prouvent que depuis 1856 les bistouris et scalpels démontants ont été inventés par J. Charrière. Au mois d'octobre, ils étaient employés dans l'amphithéâtre de l'École de médecine.

Si les *passettes élastiques* (fig. 5), si commodes pour tenir les instruments dans la trousse, ont été omises, la sonde de Belloc pouvait être mentionnée. J. Charrière lui a fait subir une modification tellement simple qu'en deux temps, la sonde est montée et démontée, sans qu'il soit besoin de visser et dévisser en six temps les diverses pièces (fig. 6). Cet instrument a été présenté à l'Académie le 24 avril 1855.

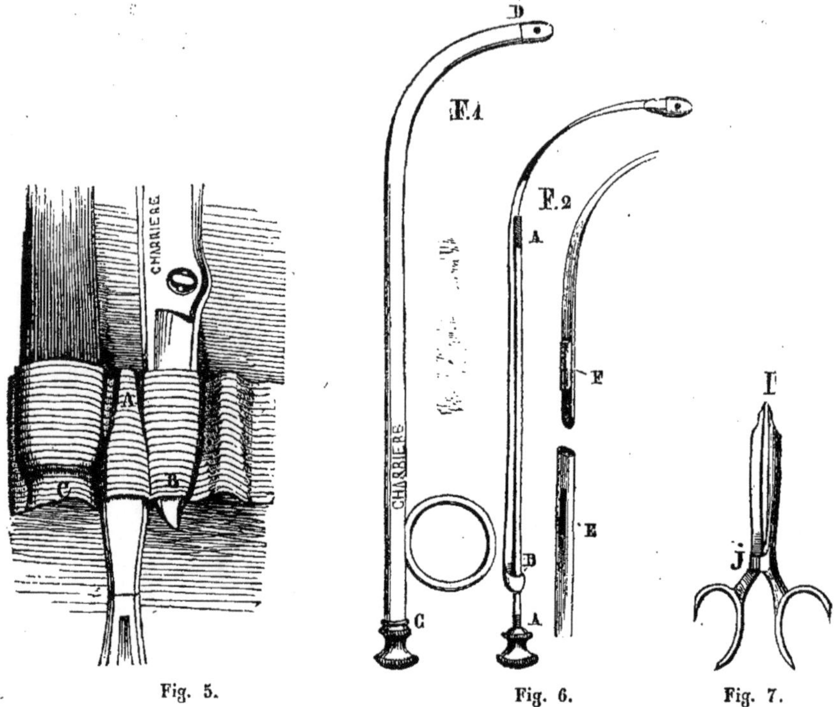

Fig. 5. Fig. 6. Fig. 7.

Les pinces à pression continue à anneau, pinces à point d'arrêt (fig. 8), que J. Charrière est arrivé à fabriquer telles qu'elles sont employées aujourd'hui partout dans les écoles du gouvernement, etc., etc., après divers essais de crémaillère (fig. 7) qui ont été empruntés, puis un peu transformés par les concurrents de mon successeur, comme s'ils étaient de leur invention, ont été présentées à l'Académie de médecine le 11 mai 1858. Ces pinces sont munies d'un clou placé sur une des branches, et de deux trous placés sur l'autre branche. Elles permettent de fixer les objets par pression continue avec l'élasticité des branches verticales. Elles ont été immédiatement adoptées partout et contrefaites. L'arsenal chirurgical de mon fils leur doit une partie de ses avantages. Elles deviennent les meilleurs presse-artères et porte-aiguilles.

Elles servent avantageusement pour l'extraction des esquilles, corps étrangers, au moyen de la force verticale des branches et l'entre-croisement des branches près des mors que j'ai fait autrefois valoir; la forme conique des mors leur permet de remplacer une pince spéciale qui a été créée pour lier les artères profondes, et dont le poids et le prix étaient doubles.

Il a été dit peu de chose des nombreuses pièces qui peuvent se monter sur cette pince pour des usages journaliers, et qui transforment cette pince en pince à pansement de l'utérus, pince à griffes, et même pince à phimosis de M. Ricord (fig. 8).

Ces pièces s'articulent, au moyen du tenon, avec la plus grande facilité et aussi vite que la pensée. On peut encore multiplier les pièces de rechange, et telle pince que l'on désire peut être immédiatement faite, ainsi la pince œsophagienne de M. le professeur Cloquet, en ajoutant deux mors de rechange à la pince à point d'arrêt de J. Charrière.

La pince à torsion de J. Charrière est, dit le critique, construite d'après le procédé ordinaire; tandis que celle de son confrère a la pression rendue continue par un anneau qui s'avance jusque près des mors et serre avec une grande puissance. Jusque-là il n'y a rien à dire, si ce n'est que le critique préfère une des deux pinces. Pour moi, il ne me semble pas avantageux de limiter les parties prenantes de la pince. Mais, à propos du démontage du verrou en mettant les deux pinces sur le même plan, c'est oublier que, lors de la présentation de ces deux pinces à l'Académie (14 novembre 1854), celle de

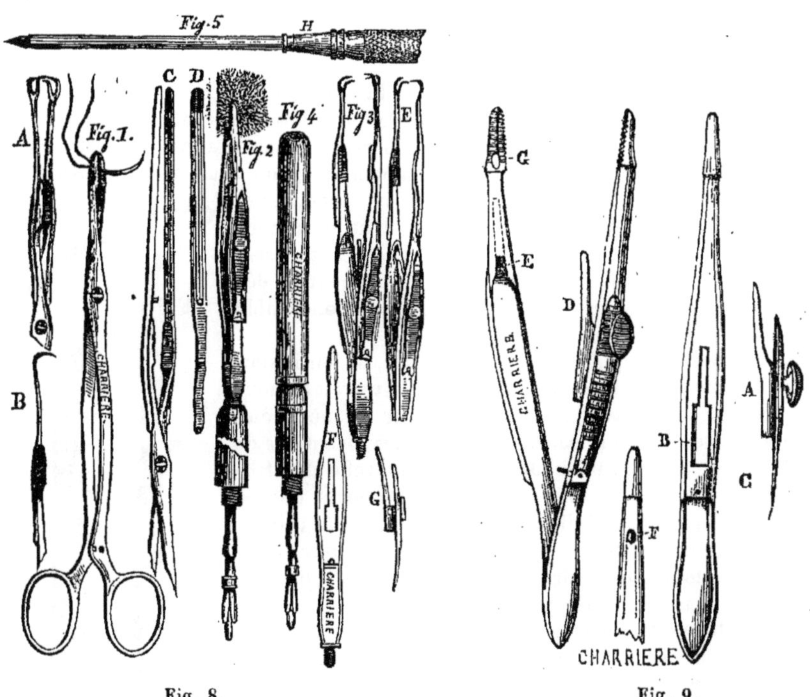

Fig. 8. Fig. 9.

J. Charrière était représentée le verrou vu démonté (fig. 9); tandis que son concurrent, ayant connaissance de ce fait, a ajouté seulement dans sa communication que son verrou *pouvait* se démonter. La modification a été faite plus tard au moyen d'un tenon qui n'existait pas sur le dessin de la pince présenté. C'est donc, on le voit, enlever injustement à mon fils la priorité du verrou démontant.

Les griffes que mon successeur monte sur les mors de cette pince et qui la transforment en une pince à érigne, ou même érigne simple lorsqu'on ne monte qu'une seule griffe, la pince étant fermée; la vis terminale de cette pince permettant de la monter sur l'étui du porte-pierre pour porter des bourdonnets de charpie sur le col de l'utérus, ou bien de rallonger le porte-pierre pour cautériser cet organe : tout cela a été passé sous silence.

Le porte-pierre de la trousse nouvelle de mon fils sert encore de manche au trocart : il en a été parlé, un confrère de mon fils ayant adopté après nous ce mode d'emploi pour son trocart. (Présenté à l'Académie en 1858.)

Il n'a pas été question de l'étui-portefeuille rendu si commode par mon successeur alors qu'il n'y a plus que deux pliants. Le dessin linéaire indiquant la place des instruments dans la trousse, et appliqué aussi à l'arsenal chirurgical; cette modeste et utile nvention n'a pas été mentionnée comme telle. Cependant c'était le meilleur argument à opposer à cette supposition qu'il est difficile de se reconnaître dans un aussi grand nombre de pièces de rechange.

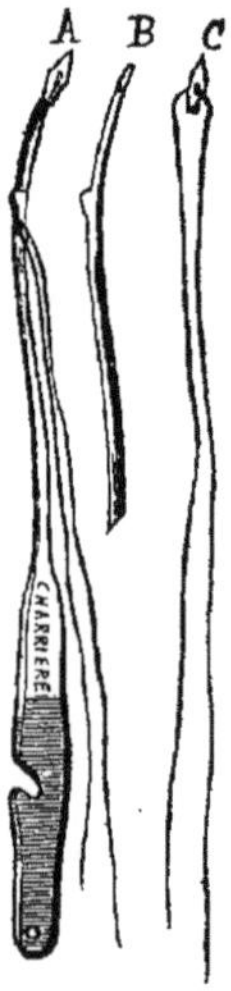

La trousse de J. Charrière est pourvue d'une aiguille à suture (fig. 2 *a b*) pour les cavités profondes; elle se monte sur les manches de bistouri comme les lames. Il a disposé de même l'ancienne aiguille de M. Bourguignon (fig. 10), figurée dans l'atlas de M. le professeur Velpeau, figure 13, pl. 12. C'est une aiguille à pointe démontante, comme celle plus récente qu'un confrère de mon fils a voulu donner comme nouvelle.

Ces aiguilles ainsi disposées, ont un prix beaucoup moins élevé que celles montées sur un manche spécial. Elles ne sont pas d'un moins bon usage parce qu'elles ne coûtent que 2 fr. 50 cent.

Fig. 10.

La sonde de trousse (fig. 11) que j'ai perfectionnée, et qui depuis est restée dans toutes les trousses, ne devait pas être mentionnée dans les nouvelles inventions de J. Charrière; mais il aurait peut-être été utile de dire qu'un assemblage à baïonnette qu'on avait voulu substituer à notre sonde était mort-né, et que la sonde à vis, tout imparfaite qu'elle fût, était encore ce qu'il y a de meilleur pour toutes les trousses, quoique ce soit un de ces instruments à démontage et à pièce de rechange qu'on semble vouloir critiquer.

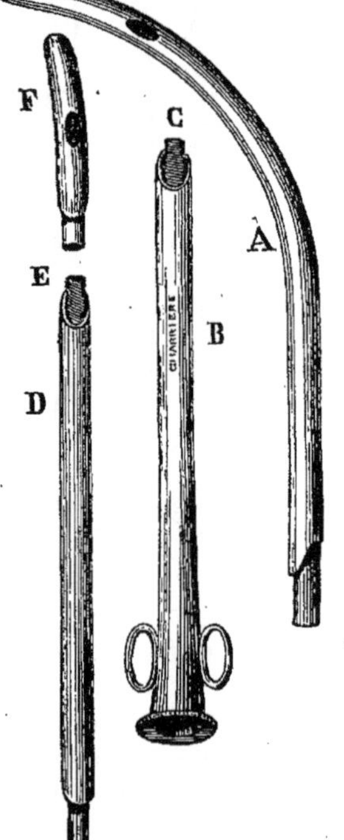

Fig. 11.

En résumé, les simplifications de la trousse, bistouris simples et démontants, pinces à point d'arrêt, à verrou démontant, avec pièces de rechange se montant sur les mors, étui commode, avec dessin linéaire; telles sont les inventions de J. Charrière, où une méthode générale nouvelle d'instrumentation apparaît, la solidarité des instruments qui en multiplient les usages et diminuent le volume et le prix du bagage instrumental que le praticien doit porter avec lui.

1° Les bistouris ordinaires sont livrés au prix de 1 fr. 50 c., ce qui ne s'est pas encore vu.

2° Une lame de rechange n'exige pour être remplacée qu'une dépense de 0 fr. 60 c.; les manches n'ont pas besoin d'être remplacés.

3° Les nombreuses lames de rechange enfermées dans des pliants protecteurs dans la trousse, sont suffisamment à l'abri de la détérioration.

4° Les lames peuvent être tenues toujours entièrement propres.

5° Les pinces offrent des avantages de même nature : elles peuvent remplacer des pinces d'un prix élevé.

Mais il serait trop long d'énumérer les avantages de cette méthode d'instrumentation, développée depuis dans l'arsenal chirurgical que mon fils a produit cette année (1), et dans les étuis à dissection pour l'anatomie humaine et vétérinaire créés depuis 1856.

La réduction des caisses d'amputation, pour laquelle le critique de la *Gazette hebdomadaire* place mon fils en compagnie, est une invention qui m'appartient.

(1) Cet arsenal, dans une caisse de 45 centim. de long, 37 centim. de large et 11 centim. d'épaisseur, renferme, ainsi qu'on l'a pu voir dans la grande Notice de mon fils, tous les instruments nécessaires aux chirurgiens, sauf quelques instruments spéciaux pour la lithotritie et les accouchements.

III.

A propos des objets exposés, le critique a parlé des instruments inventés antérieurement à 1851 et même à 1832, tels que la scie à molette, à propos de laquelle même la partie la plus importante a été l'objet d'une erreur : il dit qu'il n'y a pas de point d'appui.

Les lourdes cisailles carrées des Anglais ont été préférées aux cisailles légères (fig. 12)

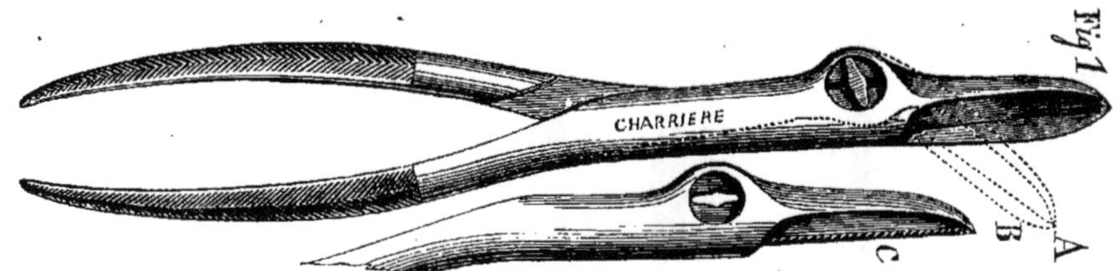

Fig. 12.

créées par moi et trempées en ressort, d'après des procédés que j'ai publiés dans l'article *Trempe* de l'*Encyclopédie du XIXe siècle,* et que j'ai appliqués aux forceps et céphalotribes, et à tous les instruments à levier et à pression. (Notice de 1834, rapport de Roux, et Notice de J. Charrière, 1862.) Ces cisailles coupent en sciant, c'est-à-dire mieux que celles de Liston, qui coupent face à face. Du reste, à la fin de sa vie, ce chirurgien préférait nos cisailles.

La cisaille de M. Castelnuovo, de Florence, est plus simple que la cisaille suédoise, à laquelle une certaine importance semblait attachée par les feuilletons de la *Gazette hebdomadaire*. C'est ce qu'il eût été facile de voir dans la Notice de mon fils.

Les instruments pour les maladies des yeux ont été très-négligés. On n'a point cité les ciseaux de M. Wilde, de Dublin, que nous avons les premiers fabriqués en 1851, sur

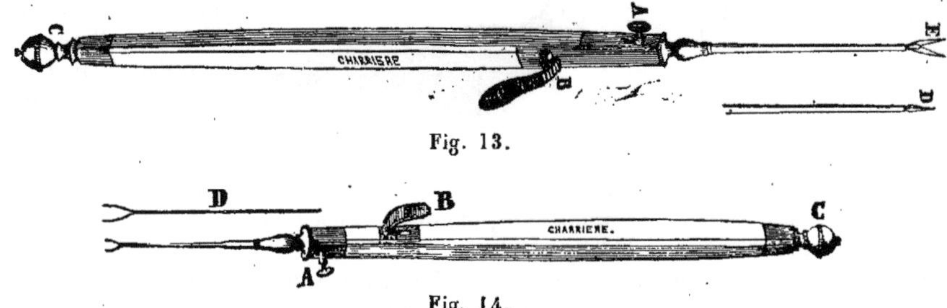

Fig. 13.

Fig. 14.

le modèle de la serretelle, créée par moi en 1844 (fig. 13 et 14). (*Voir* Notice de 1844, page 59.)

Il n'a pas été question du kystitome de M. Desmarres (fig. 15), de l'extracteur des cataractes capsulaires, fabriqué pour M. Nélaton (fig. 16).

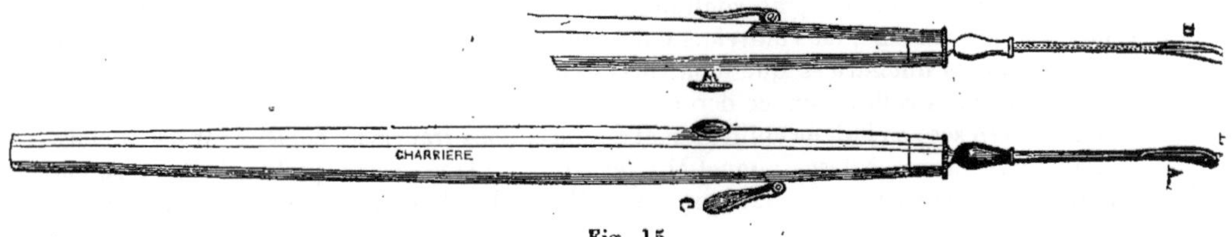

Fig. 15.

Tous ces instruments, plus ou moins approchés de l'aiguille de Gerdy (fig. 17), qui ont été fabriqués par J. Charrière le premier, sont des œuvres pour lesquelles moi et mon successeur revendiquons la priorité, car ces instruments ont été copiés partout, plusieurs même ont été donnés comme des inventions.

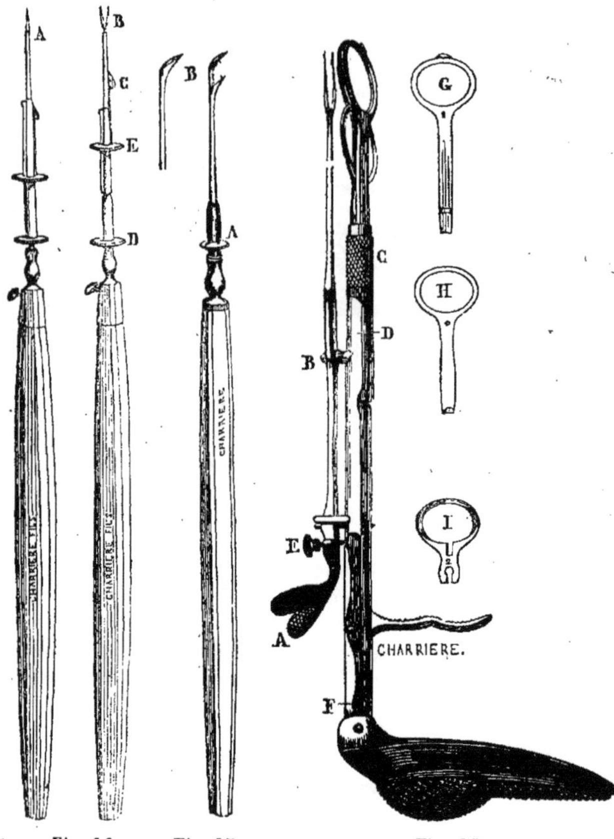

Fig. 16. Fig. 17. Fig. 18.

Pour tous ces instruments du reste, et pour beaucoup d'autres ayant trait aux opérations et pansements qui se pratiquent pour les maladies des yeux, on trouvera dans la table des figures de la Notice de J. Charrière des éclaircissements sur la part de priorité qui revient à chacun.

J. Charrière a exécuté un nouvel amygdalotome à lunettes de rechange, et à bascule, suivant les indications que m'a données autrefois M. Velpeau. Cet instrument, qui est une modification de l'instrument américain de Fahnestock, avait été déjà entrevu dans les œuvres de Dessault; le kyotome de Dessault est figuré dans l'ouvrage de ce chirurgien. (*Voy*. t. II, pl. 4.) C'est un instrument à coulisse, muni de trois anneaux pour être manœuvré avec trois doigts. Mais il n'a point été conservé, les chirurgiens préférant avoir un point fixe, solide dans la main, comme l'amygdalotome qu'a fabriqué J. Charrière (fig. 18), et qui est employé avec une seule main.

Les canules à trachéotomie, auxquelles J. Charrière a donné une forme plus en rapport avec la direction de la trachée, les canules externes taillées en bec de flûte de M. Nélaton, ont été traitées de modifications sans importance, quand elles préviennent, de l'avis de tous, les ulcérations de la trachée, et l'emploi souvent dangereux du dilatateur.

Ces nouvelles canules de J. Charrière, droites à leur partie terminale, comme on le voit (fig. 19), ont été communiquées à l'Académie de médecine et ont fait partie du récent rapport de M. le docteur Bouvier.

Il est fait un certain cas, au contraire, des canules dites anglaises, formées de deux valves. Ces instruments, faits autrefois pour Sanson, Bretonneau et M. Gendron, se rapprochent des pinces dilatatrices que mon successeur a faites pour MM. Maslieurat-Lagémard et Gosselin; mais celles pour ce dernier avec des griffes, munies ou non d'ailes, qui s'introduisent croisées en huit de chiffre, sont des inventions françaises copiées par les Anglais.

Le trocart à thoracentèse, auquel M. Reybard a eu l'idée remarquable d'adjoindre une baudruche, a fait croire au critique qu'il n'était plus besoin de robinet; ceci est une petite erreur. C'est seulement avec l'entonnoir de J. Charrière que cette proposition peut être vraie.

Le zèle des inventeurs d'instruments pour les voies urinaires, si suspect que le juge dans certains cas le critique de la *Gazette hebdomadaire*, n'aurait pas dû lui faire omettre une modification du lithotome, qui a son importance. Nous voulons parler de la diminution de son volume par la suppression des deux tiers de la gaîne inférieure des lames, que mon fils a fait disparaître sans nuire à la solidité de l'instrument et à la protection du tranchant de ses lames que l'on peut rendre très-fortes. M. Nélaton, qui a inspiré cette modification, a déjà plusieurs fois fait ressortir dans ses cliniques les avantages de cet instrument simplifié, et beaucoup de chirurgiens ne se servent plus que de cet instrument (fig. 20).

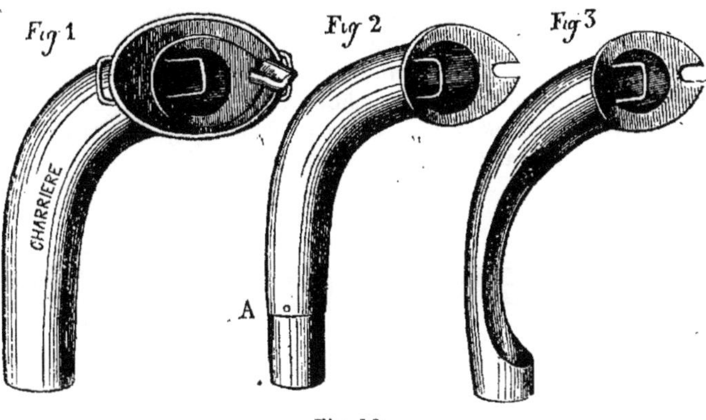

Fig. 19.

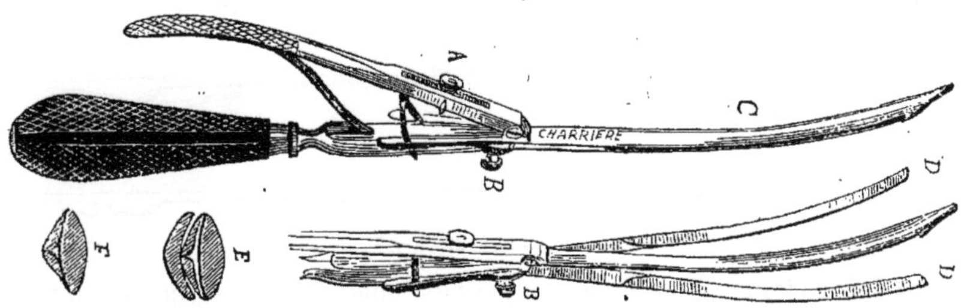

Fig. 20.

Je ne rappellerai pas ici que des simplifications antérieures ont été favorablement jugées par Roux : la graduation aisée de l'ouverture oblique des lames, la bascule unique pour ces deux lames, objets de l'accueil favorable de Dupuytren.

On sait que nous avons obtenu une part du prix d'Argenteuil pour des modifications heureuses d'instruments pour les voies urinaires, créés par moi, et que mon fils a perfectionnés encore. Il faut ajouter aussi que ses confrères se sont empressés de les imiter et de donner comme des œuvres de leur chef.

A propos du lithotome, je ne sais quel amour des idées des procédés anglais, en retard sur les nôtres dans beaucoup de cas, a entraîné le critique à omettre des opinions peu favorables aux chirurgiens français. Bien qu'il la traite d'exagérée, il rapporte néanmoins cette parole : « Que les lithotomes agissent à l'aveugle et sont bons seulement pour » les maladroits (1). » Il dit encore que souvent les instruments sont si difficiles à manier et à comprendre que des chirurgiens expérimentés laissent, au lit du malade, le maniement de l'instrument compliqué à l'habile coutelier qui l'a fabriqué. Il ne s'agit pas, je pense, du lithotome; et, si quelque chose de semblable est arrivé, peut-être est-ce pour l'écraseur, dont le mécanisme a pu être montré.

(1) Il est bon de dire que plus loin le critique parle presque avec avantage d'hystérotomes anglais pour combattre la stérilité; et on a dit assez souvent que ces instruments allaient à l'aveugle.

J. Charrière a fabriqué, le premier, pour M. Dieulafoy, une bougie de baleine creusée en spirale et à renflement conique, employée avec succès par ce chirurgien dix-huit mois avant celle publiée par un confrère qui l'a fabriquée pour M. Beck. Depuis la bougie de M. Dieulafoy a été de nouveau employée par M. Nélaton à l'hôpital des Cliniques.

Le cathéter à cannelure perfectionnée, les bougies de Beniquié, régulièrement échelonnées suivant la filière millimétrique que j'ai appliquée autrefois à la mensuration des sondes; le croisement des branches près des anneaux, des tenettes et autres instruments, pinces et ciseaux pour les cavités profondes (fig. 21), n'ont pas été mentionnés, tandis qu'il a été fait grand cas des instruments anglais.

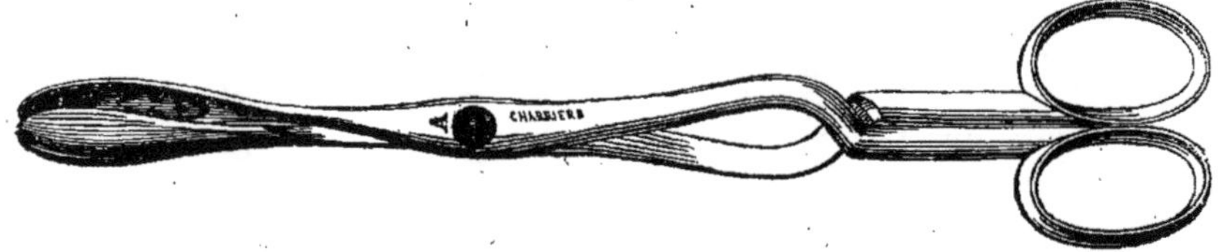

Fig. 21.

Le tube simple à ciel ouvert, appliqué la première fois au scarificateur uréthral de M. Ricord, a servi de base à tous les instruments de ce genre. Le scarificateur uréthrotome, que J. Charrière a présenté à l'Académie de médecine, séance du 23 novembre 1852, et qui a contribué à la part du prix d'Argenteuil que la maison Charrière a obtenue, eût aussi mérité une mention comme un uréthrotome important (1) (fig. 22).

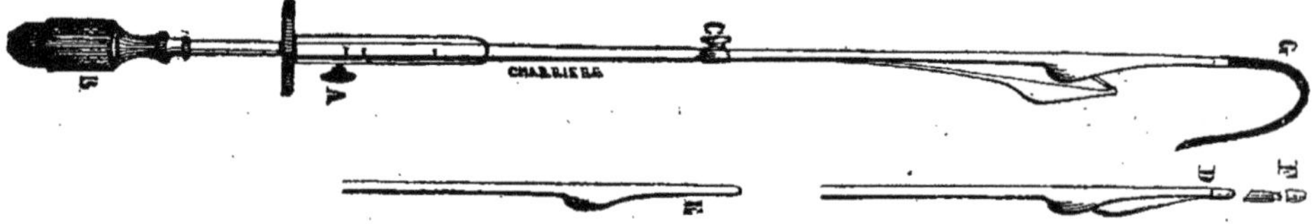

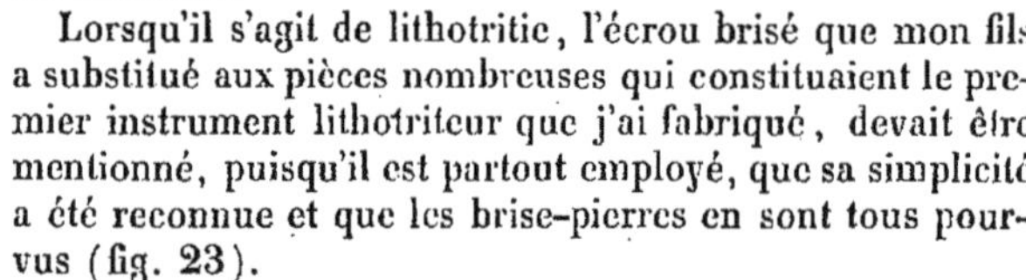

Fig. 22.

A propos des sondes flexibles, il n'aurait pas fallu oublier que c'est un fabricant français qui en fournit à l'Angleterre comme au monde entier, M. Lasserre.

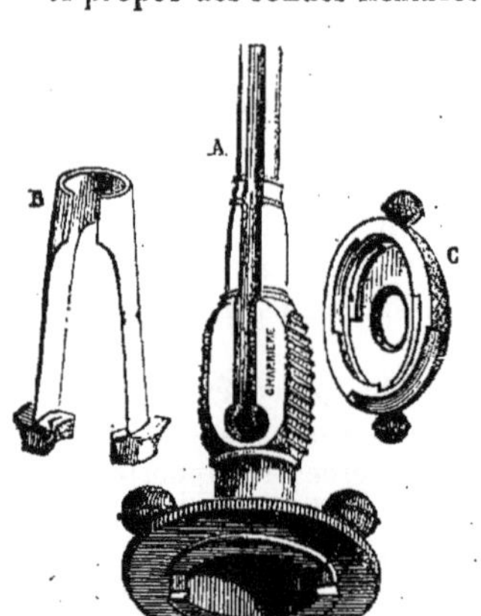

Fig. 23.

Lorsqu'il s'agit de lithotritie, l'écrou brisé que mon fils a substitué aux pièces nombreuses qui constituaient le premier instrument lithotriteur que j'ai fabriqué, devait être mentionné, puisqu'il est partout employé, que sa simplicité a été reconnue et que les brise-pierres en sont tous pourvus (fig. 23).

Cette figure représente un écrou brisé, fabriqué par J. Charrière, et qui a été communiqué à l'Académie de médecine avec l'instrument suivant.

En 1855, J. Charrière a présenté une tenette à forceps avec archet, pour briser dans la vessie les gros calculs qui ne pouvaient être extraits sans crainte de déchirures. Un de ses confrères a imité cet instrument; il lui en est fait un mérite.

C'était pour Dupuytren que j'avais construit autrefois cet instrument. J. Charrière a d'abord ajouté le foret à

(1) Voir le Rapport de M. Laugier à l'Académie de médecine, 1858.

éclat de M. Rigal de Gaillac, puis il a remplacé l'archet, que j'employais, par une manivelle, après quelques objections de M. le professeur Nélaton.

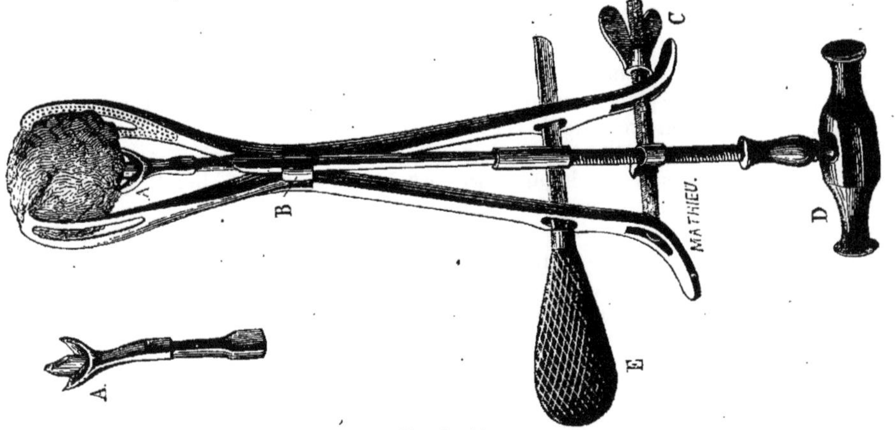

Fig. 23 *bis*.

La tenette, citée par les articles en question (fig. 23 *bis*), ne diffère de celle de la maison Charrière que parce que les bouts des cuillers sont recourbés en crochet. Un foret à vis était employé dans nos instruments. Mais le foret à éclat était, à notre avis, préférable.

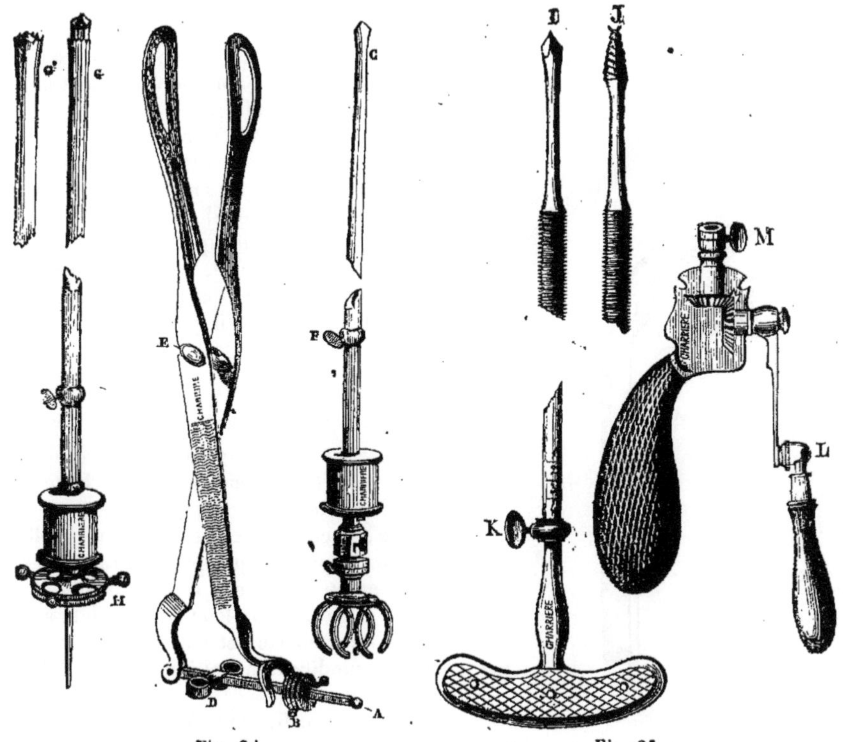

Fig. 24. Fig. 25.

Les figures 24 et 25 représentent nos instruments.

G Foret à éclat, mû par un archet ou une manivelle.

I J K Poinçon et tire-fond qui se vissaient dans le point d'union E de la tenette.

Ces instruments ont servi à M. Cazenave, de Bordeaux, pour briser un calcul après la taille bilatérale, vers 1856. Une lettre, que nous possédons, nous assure le témoignage de M. Cazenave, de Bordeaux.

Cette citation et notre planche montrent la part qu'on a voulu enlever à la maison Charrière dans la conception première de cet instrument modifié.

Un lithoclaste, de MM. Whicker et Blaise, un énorme brise-pierre à mors pleins rapprochés par une vis d'une grande puissance, est complaisamment cité. Il est cependant facile de voir que, dans une présentation à l'Académie de médecine, séance du 26 septembre 1855, J. Charrière a dit : « Mon père a rapporté, dans sa Notice de 1834, » 1° une tenette à mouvements alternatifs et à mors dentés ; 2° un gros brise-pierre muni » de l'écrou de M. Ségalas, et fabriqué pour M. Civiale. » Mais ce sont là des souvenirs qu'on ne consulte pas ; il est plus commode de faire des inventeurs.

La curette articulée, que J. Charrière a rendue très-solide, a été faite et proposée par moi à Leroy d'Etioles, à l'époque où j'ai fabriqué une pince pour broyer les calculs uréthraux pour M. Douboweski et Bonnet, de Lyon.

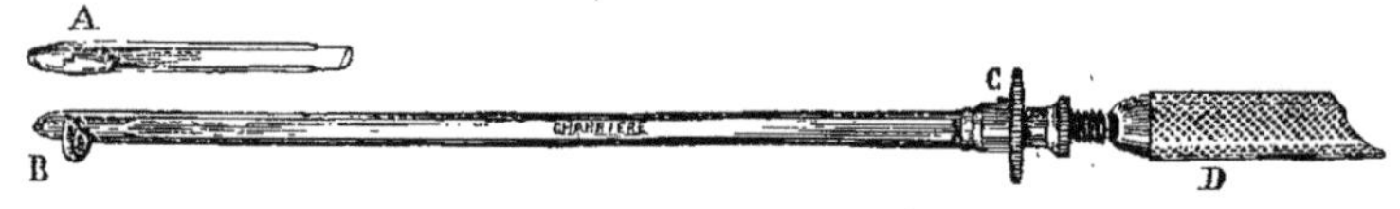

Fig. 26.

La curette de J. Charrière (fig. 26), figurée dans son Catalogue de trousses en 1858, ne doit donc pas être considérée comme appartenant à un de ses confrères.

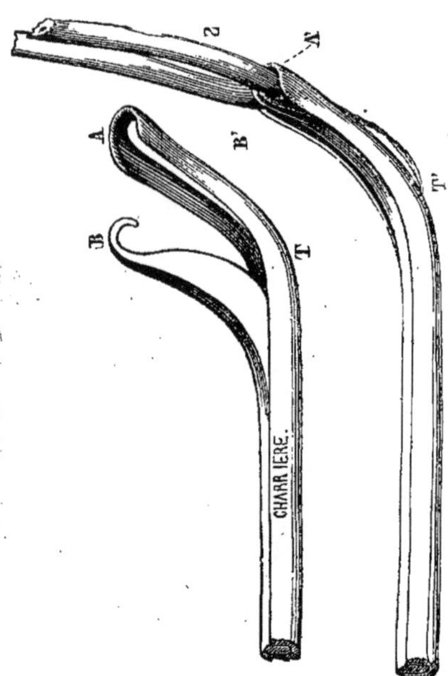

Fig. 27.

L'instrument de M. Mercier (fig. 27), pour retirer les sondes de la vessie, et employé avec succès par M. le professeur Velpeau, aurait pu attirer l'attention. Mais il en a été de cet instrument comme de beaucoup d'autres, et, quoique mon successeur ait pris la peine de noter spécialement dans une table à part ses nouveaux instruments, il a, à ce qu'il paraît, fait un travail inutile.

IV.

Le speculum de Fergusson, en bec de flûte, évasé à sa partie externe, a été cité. Il ne diffère de celui de Récamier que par la gomme qui le recouvre, encore cette disposition n'est-elle pas originale. Depuis longtemps, en France, les speculum ont été émaillés, vernis ; ils ont été faits en verre et en bois. Je leur ai fait subir, sur l'indication de médecins et chirurgiens, et de mon chef, des modifications qui depuis ont été adoptées partout.

Les speculum français, à part les valves américaines pour les fistules vésico-vaginales, servent de modèle à l'Europe, et une grande partie des perfectionnements apportés par la maison Charrière ont cours chez les chirurgiens de tous pays et surtout de l'Angleterre. Le speculum de M. Ségalas, qu'a construit J. Charrière, est remarquable par sa simplicité, jouissant à la fois des avantages du speculum bivalve et du speculum plein, et par son petit volume comparé au développement qu'il peut prendre (fig. 28).

Quant à la simplicité des instruments américains, pour les fistules vésico-vaginales, qui est très-grande, il est vrai, quoi qu'en dise le critique, elle ne l'est pas plus que celle des instruments que j'ai fabriqués pour M. Jobert de Lamballe.

Les hystérotomes multipliés et compliqués anglais ont une mention. La pratique française, pour l'emploi des scarificateurs, a plus de simplicité, dit le critique. Cette vérité est incontestable. Mais nous avons eu des instruments plus simples (fig. 29) que tous ceux existant chez les Anglais, et à leur usage on a susbtitué souvent, en France, le bistouri de Blandin ou un bistouri à lame cachée analogue (fig. 30).

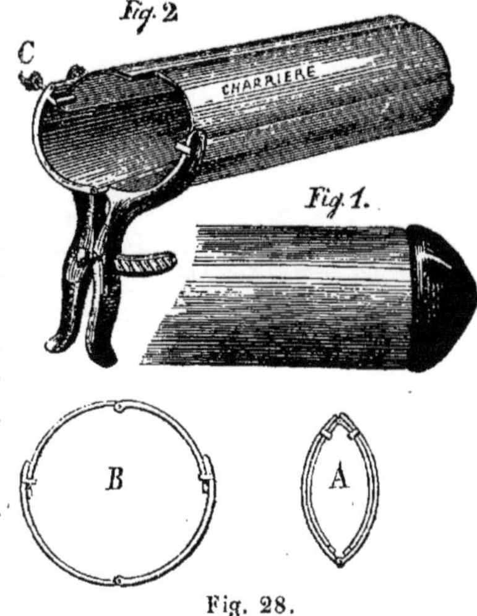

Fig. 28.

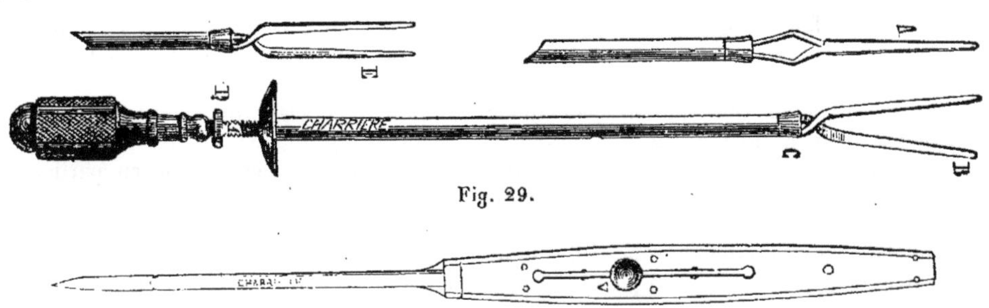

Fig. 29.

Fig. 30.

V.

L'écraseur linéaire, dit le critique, date de 1851 : « En cette année, M. Chassaignac » s'adressa à un de nos confrères, lequel, modifiant le serre-nœud de Græfe et de Mayor, » construisit cet instrument, » dont le dessin est donné dans le feuilleton. Il ajoute « qu'après plusieurs essais, le fabricant en question arriva au modèle à double crémaillère » et à mouvement alternatif;... que cet instrument n'agit pas seulement par pression; le » mouvement de va-et-vient contribue au tassement, à la mâchure et à la séparation des » tissus sans effusion de sang... M. Charrière n'a eu qu'à modifier légèrement son ancien » serre-nœud. »

Ce sont là des assertions contre lesquelles je m'élève, en m'appuyant sur des faits et sur l'autorité de l'expérience qui a jugé les deux instruments d'une façon différente de l'opinion du critique.

Mon écraseur est la première application de l'idée du serre-nœud de Græfe. Il a été fabriqué en 1849 pour satisfaire aux premières idées de M. Chassaignac, qui nous a quitté depuis.

Cet écraseur était réellement une dérivation du serre-nœud que, dès 1827, j'avais rendu pratique.

Je ne sais pourquoi on a préféré à notre écraseur celui figuré ici (fig. 31), dont

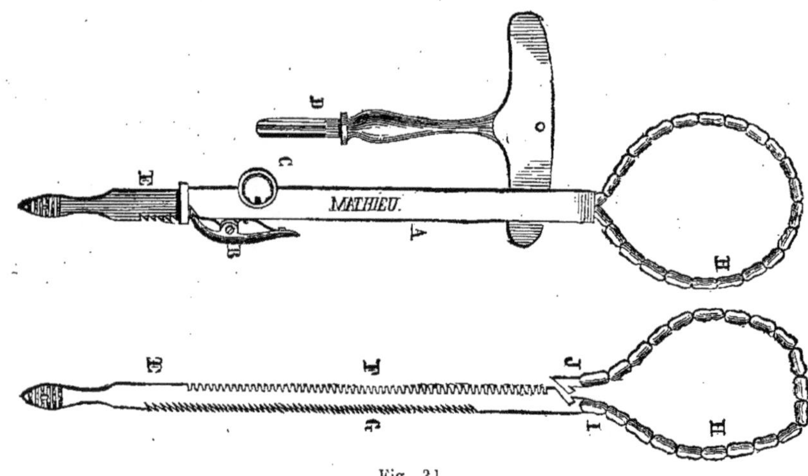

Fig. 31.

parle Foucart dans la *Gazette des hôpitaux,* 16 février 1856, et qui n'est pas, comme celui représenté dans la *Gazette hebdomadaire*, muni du mouvement de va-et-vient emprunté au brise-coque ancien du baron Horteloup.

C'est certainement une opinion personnelle qui place l'écraseur du confrère de mon fils au-dessus du nôtre (fig. 32).

Il est aisé de voir que, dans les hôpitaux, chez MM. Velpeau et Nélaton en particulier, notre écraseur est journellement employé.

D'un autre côté, les arguments que l'on fait valoir seraient très-propres à être discutés. M. Chassaignac recommande une action graduée et modérée; il dit qu'il est bon d'avoir des instruments de rechange (il parle de l'écraseur à mouvements alternatifs et à cliquet).

Pour ce qui est de l'action graduée, les crans de l'instrument à cliquet sont gradués; mais la même distance sépare tous les crans, tandis que, avec notre vis et notre écrou, nous pouvons obtenir des graduations variées à l'infini, depuis un tour jusqu'à un douzième de tour. Dans l'écraseur (fig. 31), la clef ne permet pas davantage une graduation variée. La puissance de notre instrument est au moins double de celle de l'autre; puis nous n'avons pas à craindre que les cliquets s'usent, se brisent, s'émoussent. Nous n'avons pas de crainte que le tube de l'instrument s'encrasse; la chaîne métallique ou le fil de fer recuit que mon fils monte sur son écraseur, d'après les indications de M. Maisonneuve, sont à découvert.

Reste le mouvement alternatif; il n'est pas indispensable ni même utile aux yeux de beaucoup de chirurgiens expérimentés. Il y en a même qui pensent que le mouvement de va-et-vient fait couper les tissus et non les tasser. Il est loin de mettre à l'abri de l'écoulement du sang.

Du reste, nous avons disposé un écraseur à double vis (fig. 33) pour produire des mouvements alternatifs avec notre écrou, qui permet de limiter les tractions et de diriger l'écrasement par un mouvement de va-et-vient alternatif, si cela peut être réellement utile.

Explication de la figure 32.

A Instrument monté avec chaîne tirant par deux chefs.
B E G Pièces de rechange variées avec chaîne.
F I Pièces de rechange avec fil de fer simple, double ou cordé H.

Toutes ces pièces se montent indistinctement en D.

K L M Écrous de grandeur variée, appropriés à la puissance qu'on veut développer.

J Petit serre-nœud constricteur, de M. Maisonneuve.

C Mortaise servant à employer l'instrument avec une chaîne tirée par un seul chef, comme on le voit en B.

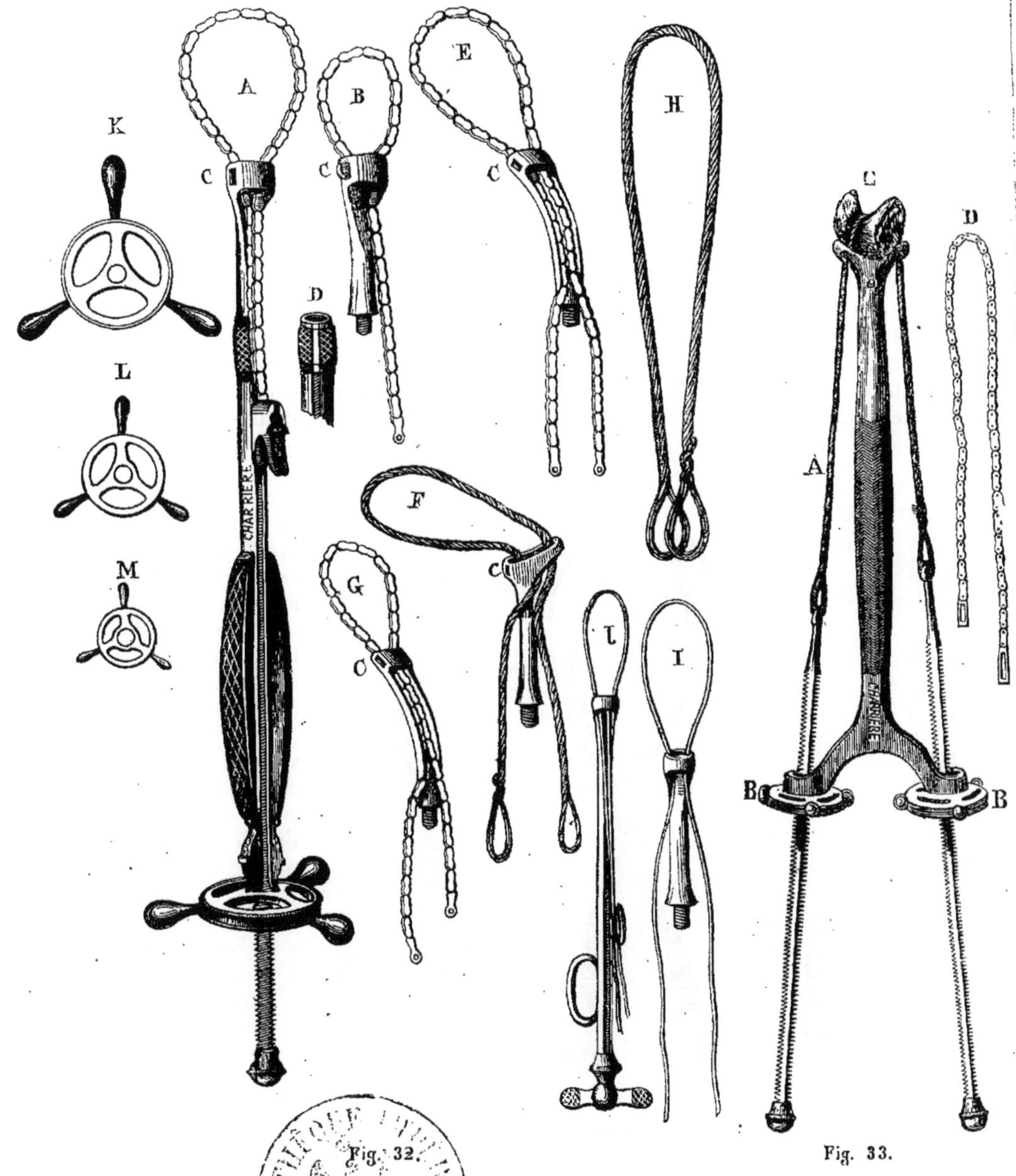

Fig. 32.

Fig. 33.

En définitive, si l'on se rapporte aux indications de M. Chassaignac, on voit que notre écraseur les remplit toutes : 1° la vis et l'écrou donnent à notre instrument une grande puissance; 2° nos écrous de trois grandeurs différentes permettent de multiplier ou diminuer la force de notre instrument;

3° Nos pièces de rechange permettent d'appliquer l'écraseur sur des tumeurs de dimensions variables en quelque point qu'elles existent ; leur solidité est à l'abri de tout reproche ;

4° Le nettoyage est de la plus grande facilité ;

5° Nos instruments écraseurs sont d'un prix moins élevé qu'aucun autre ; ils occupent moins d'espace dans les boîtes des chirurgiens, et, dans l'arsenal chirurgical de J. Charrière, ils sont appropriés à la simplification générale que ce fabricant a adoptée pour principe.

Toutes les recommandations auxquelles tient M. Chassaignac, dans son ouvrage, ont donc été suivies, et il sera aisé de voir que les préférences accordées par quelques-uns à d'autres écraseurs ne doivent avoir d'autre valeur que celle d'une opinion personnelle.

VI.

Les scies à arbre de MM. Weiss, Coxeter et Millikin, analogues à celles d'un exposant français cité dans les feuilletons de la *Gazette hebdomadaire*, sont des imitations de notre regrettable confrère Bourdeaux, de Montpellier, qui avait pris un brevet pour les deux porte-feuillets articulés à charnière. J'ai fait, il y a trente ans, des scies à lame tournante sans cette complication, au moyen d'un écrou à denture, au moment où j'ai fait valoir les lames minces (*Voir* le Rapport de l'exposition de Londres, de Roux, 1851.) Il n'est pas nouveau de monter une scie à chaîne sur un arbre. Mon fils, du reste, sans prétendre à une invention capitale, a publié dans sa Notice, en 1855, un arbre de scie avec lames, ou scie à chaîne, montées à tenon (fig. 34).

Fig. 34.

Fig. 35.

Cette scie a été présentée à la Société de chirurgie, et voici un extrait du procès-verbal de la séance du 30 avril 1862 :

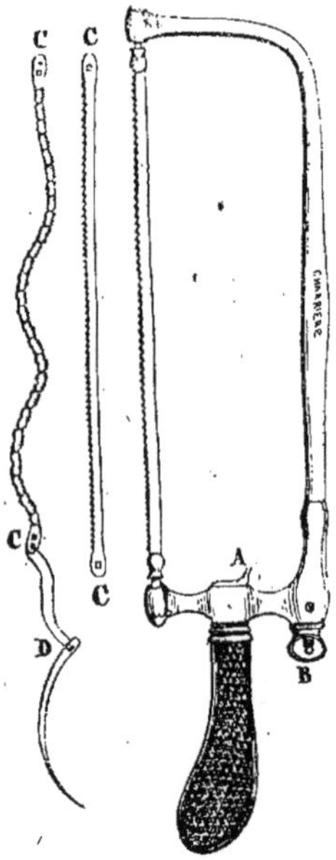

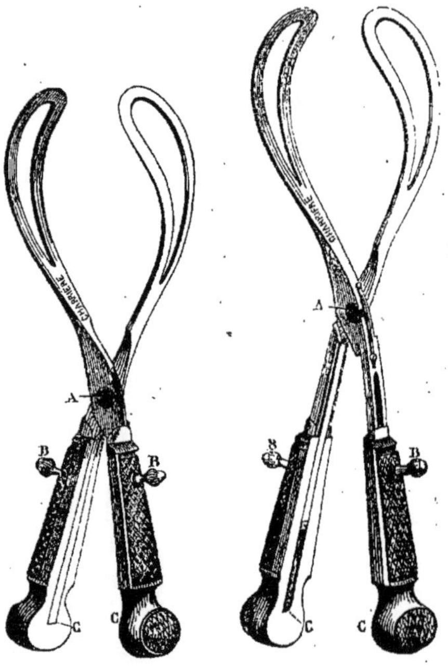

« M. Charrière père » (en l'absence de son » fils) adresse une no- » tice, avec pièces à » l'appui, pour re- » vendiquer la priorité » d'invention de la scie » à chaîne montée sur » un arbre. Dans une » notice imprimée en 1855, il fait représenter (p. 67, fig. 111) un arbre de scie avec » un mécanisme qui permet d'y adapter indistinctement une lame pleine ou une scie à » chaîne ; un autre mécanisme permet d'allonger ou de raccourcir l'arbre ;... et, suivant » les indications qui se présentent, on peut à volonté augmenter ou diminuer la courbe » de l'anse de la chaîne. Cette scie a été employée par Roux dans l'ablation d'une » tumeur osseuse, par la méthode sous-cutanée. »

VII.

La plupart des instruments nouveaux ou modifications nouvelles des instruments sortis des ateliers de mon successeur ont été laissés dans l'oubli, et ils sont nombreux : le dilatateur anal à trois branches se manœuvrant d'une seule main, de M. Demarquay; le forceps à rallonge fabriqué pour M. Campbell (fig. 35); les forceps et céphalotribes à brisures articulées par le même système que les pièces de rechange, sur la pince à point d'arrêt, et sur les manches desquels se peuvent monter les cuillers que l'on veut (fig. 36); et les moyens de pression dans le céphalotribe que mon fils et moi nous avons été chargés de fabriquer pour MM. Depaul (fig. 37), Chailly (fig. 38), et Blot (fig. 39).

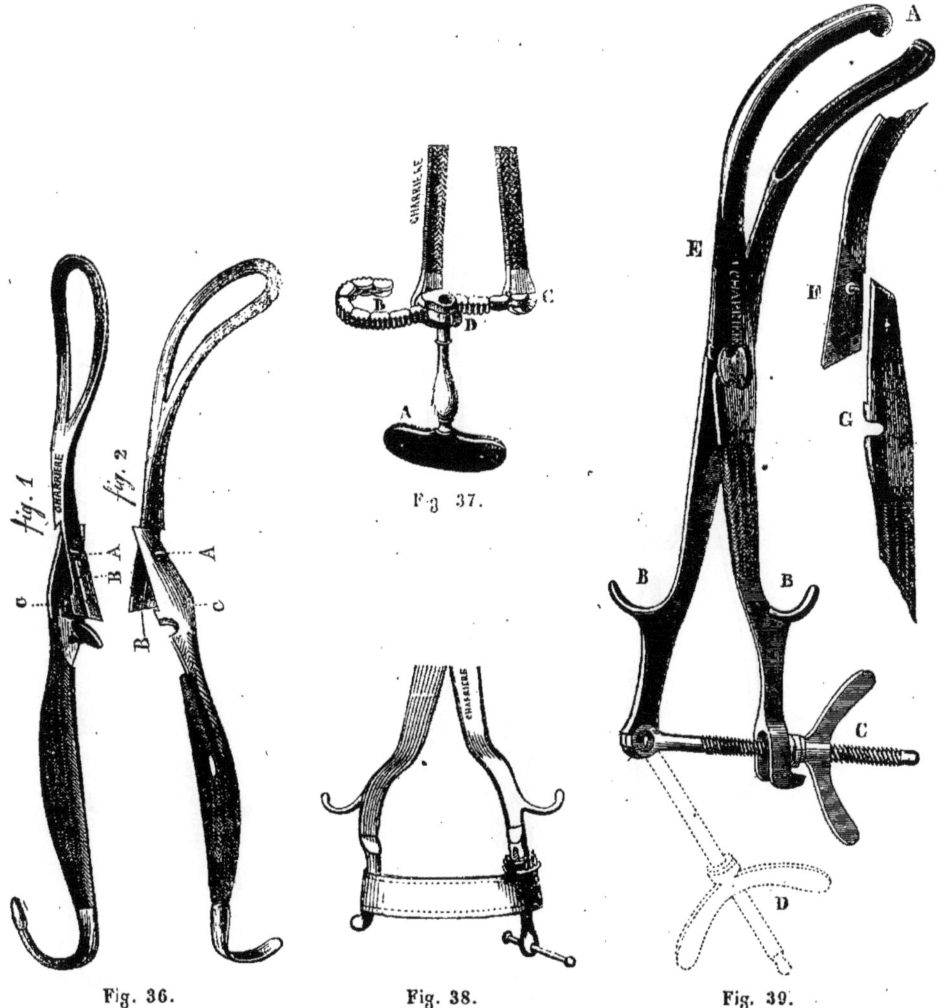

Fig. 36. Fig. 37. Fig. 38. Fig. 39.

Le système d'articulation et à brisures, avec pièces de rechange, d'une solidité irréprochable, a trouvé dans l'arsenal instrumental de l'accoucheur des applications; c'est ce qui a permis de placer le forceps et le céphalotribe dans une boîte pour les accouchements, que mon fils adjoint à son arsenal chirurgical. Ceci est encore passé sous silence.

Il y aurait eu lieu aussi de citer la curette à délivrance de M. Pajot, le forceps avec lacs pour l'embryotomie, également fabriqués pour ce chirurgien et pour M. Tarnier (fig. 40); le perce-crâne de M. Blot, qui a tous les avantages des ciseaux de Smellie et n'a pas besoin de la gaîne protectrice que j'avais autrefois fabriquée pour cet instrument, d'après les indications de M. Chailly (fig. 41).

Le dilatateur utérin pour l'accouchement prématuré artificiel, que J. Charrière a construit pour M. Tarnier, n'a pas attiré les regards du critique (fig. 42).

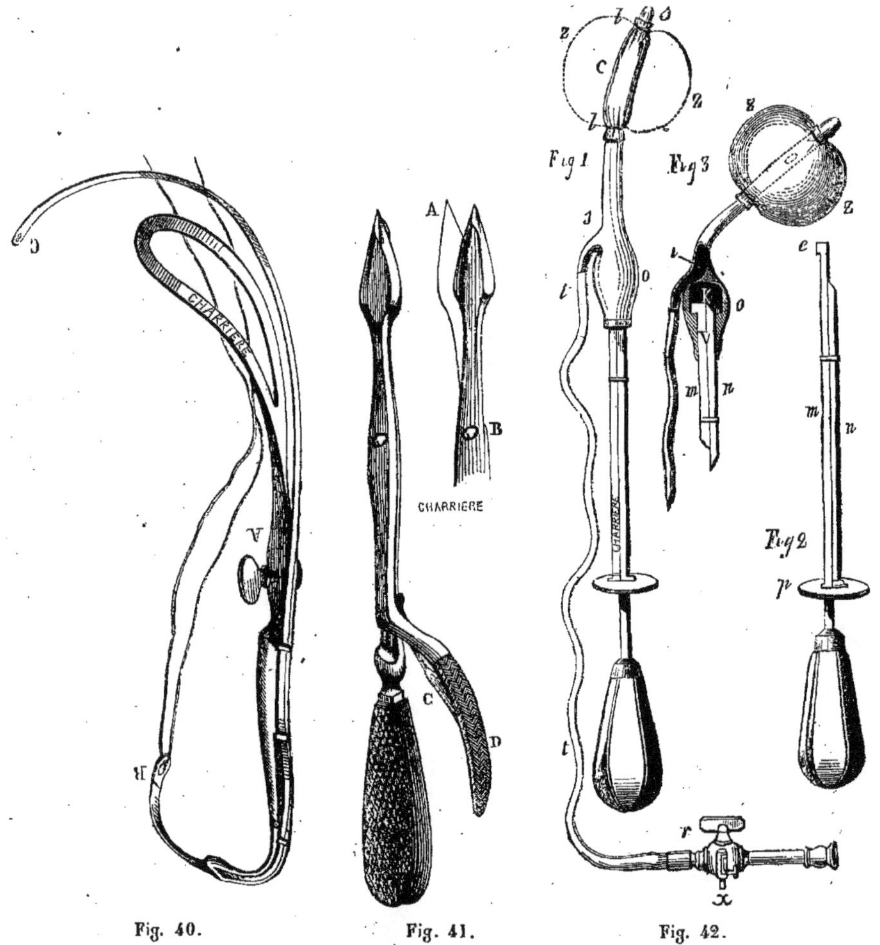

Fig. 40. Fig. 41. Fig. 42.

Il en a été de même d'une invention propre à J. Charrière seul : le compas pelvimètre articulé, qui se réduit à un volume très-petit qui le rend portatif, et peut être employé à la fois comme les compas de Baudelocque et M. Van Huewel. Cet instrument a été pourtant communiqué à l'Académie de médecine; mais peut-être n'avons-nous le privilége de voir nos instuments remarqués que par les copies des autres, et peut-être un jour ce compas, un peu transformé, vaudra-t-il des éloges à celui qui aura fait à la maison Charrière un nouvel emprunt (fig. 43).

Tous les instruments dont nous venons de parler sont mentionnés, du reste, dans la Notice de J. Charrière de 1862. On les retrouvera dans la table jointe à cette note.

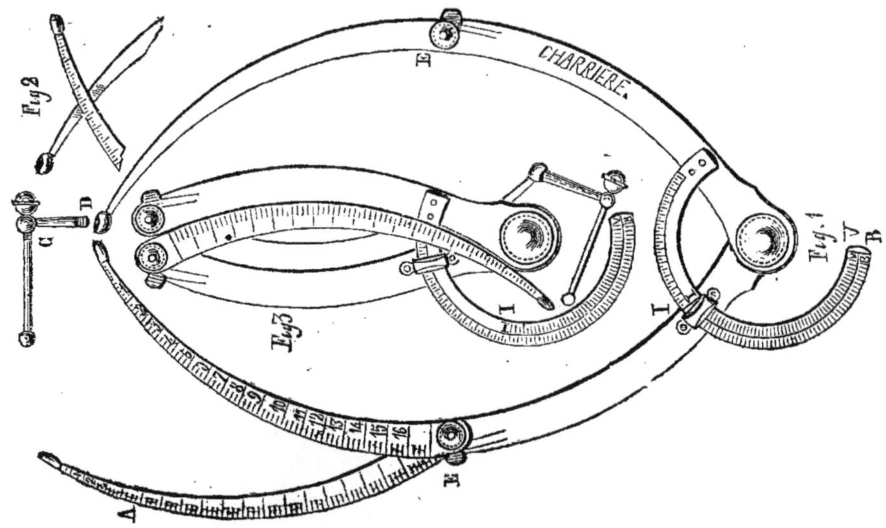

Fig. 43.

VIII.

Le critique, qui a eu bien soin de nous reprocher de trop perfectionner, de simplifier, de faire servir des instruments à plusieurs usages, ne manque pas de faire observer qu'il y a trop d'instruments pour l'ovariotomie ; il trouve même l'occasion de placer une plaisanterie où il fait intervenir le musée d'artillerie. Nous ne sommes pas d'avis que tous les instruments, la plupart copiés les uns sur les autres ou contrefaits par des fabricants qui se croient obligés d'inventer quand même, soient utiles ; mais, à tous égards, ils ont au moins autant d'utilité qu'une espèce de clyso à deux soupapes qui semble faire l'admiration du critique. Depuis longtemps, le robinet à double effet (fig. 44) a été adopté pour

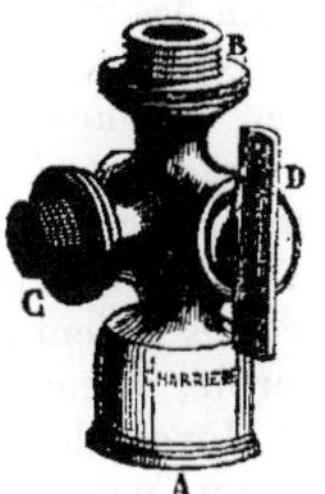

Fig. 44.

les usages auxquels le critique fait allusion. Depuis trente ans, le conseil de santé des armées de terre et de mer, le conseil d'hygiène l'ont sanctionné par leur approbation et des acquisitions pour les armées et les secours publics. Les appareils à transfusion du sang ont également profité des avantages de ce robinet, dont le dessin montre toute la simplicité et la facilité d'usage. Il n'y a point là de ces soupapes qui sont si susceptibles de se détériorer et de laisser introduire l'air d'abord dans le corps de pompe, puis dans les cavités où l'injection est portée.

Mais le robinet à double effet est une ancienne invention; elle rend journellement des services. On ne parle pas de ces choses-là à propos d'une exposition, je le conçois. Il est plus difficile de comprendre l'oubli de la seringue construite par moi pour Pravaz, modifiée par J. Charrière, communiquée à l'Académie le 6 août 1861; seringue où le double parachute (encore une invention de la maison Charrière, 1841), la graduation nouvelle du piston pour limiter la quantité de liquide à injecter (fig. 45), font de cet appareil un titre de plus à J. Charrière.

Fig. 45.

Nous ne comprenons pas qu'après une mention

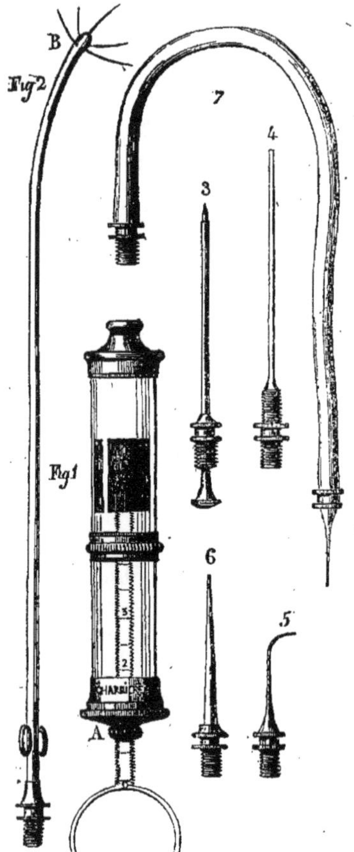

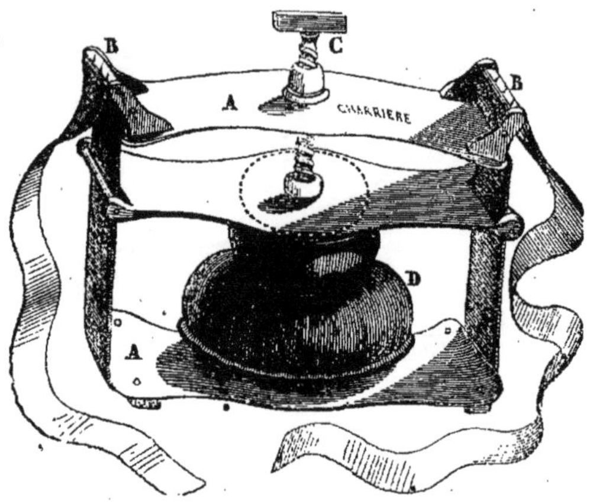

Fig. 46.

des compresseurs anglais, on ait passé sous silence : les compresseurs de l'aorte que mon successeur a fabriqués pour M. Nélaton; le compresseur de M. Broca et le compresseur à pression continue (fig. 46) de J. Charrière.

Rien des boîtes de secours pour les asphyxiés, et pour les chemins de fer, comme si c'étaient des choses étrangères à la chirurgie et à la médecine.

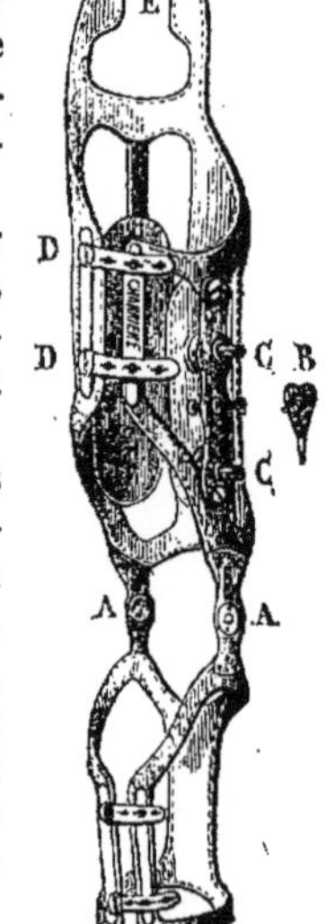

Fig. 47.

Les appareils pour les membres fracturés étaient rares dans l'exposition des industriels français; cela se conçoit; il leur était accordé peu de place. Mais si les appareils de Mathias Mayor, de Bonnet, de Lyon, manquaient, il en existait un au moins qui, par sa présence isolée, sinon par les bons résultats qu'il a produits et qui ont été rapportés dans la Notice de J. Charrière, eût pu attirer l'attention : l'appareil pour les fractures non consolidées du bras (fig. 47). Un malade de Blandin et un d'A. Bérard et de M. Robert, et de M. le docteur de Confevron, de Langres, en ont obtenu de singuliers avantages.

Pour les bandages, J. Charrière est le seul fabricant d'instruments de chirurgie qui, comprenant son rôle, en ait exposé. Les bandages sont du ressort de la chirurgie; l'exposition de J. Charrière se faisait remarquer par des bandages herniaires, des ceintures, etc., qui rivalisaient avantageusement avec les produits des autres exposants, qui ont tous été cités. Et cependant il a de ces appareils qui sont de sa création, et qui surtout (il le dit dans sa Notice) sont établis à des prix très-peu élevés sans nuire à leur solidité et à leur élégance.

Les lits d'eau, dans le genre de ceux employés aujourd'hui à la maison de santé par M. Demarquay, ont été apportés en France par moi-même, et il n'a pas dépendu de nous qu'il en fût fait usage, aussi bien que des appareils anglais en tôle. Mais on a toujours préféré à ces derniers des gouttières de Mayor et de Bonnet, de Lyon.

Depuis longtemps j'avais ouvert ma maison aux produits réellement utiles, et aux différentes expositions nous les avons montrés : ainsi des appareils électriques et gymnastiques de M. Duchenne, de Boulogne, que nous avons été chargé de fabriquer; des appareils en tissu élastique fabriqués à Paris par M. Ferté; de toutes ces innovations il n'a été rien dit.

La pompe portative et appareil à douche de J. Charrière, communiquée à l'Académie de médecine le 5 mai 1857 (fig. 48), les appareils à pulvériser les liquides médicamenteux de M. Sales-Girons, pour lesquels ce médecin a obtenu une médaille de première classe à Londres, auront peut-être l'honneur d'une citation dans un article à venir. Jusqu'ici il n'a été parlé à cet égard que des étrangers.

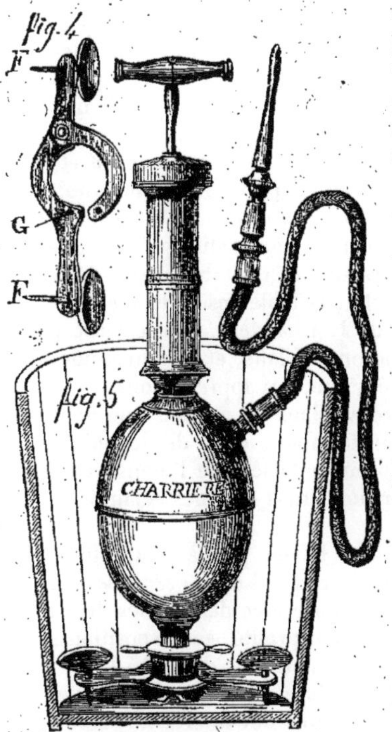

Fig. 48.

Il y avait à Londres des instruments pour les études et la chirurgie vétérinaires; ils n'ont été remarqués par le critique de la *Gazette hebdomadaire* que dans la vitrine de MM. Vitry frères et Méricant; encore n'était-ce que pour en blâmer les grandes dimensions.

Il est vraiment regrettable que, lorsqu'on s'occupe d'une question, on se borne à un examen superficiel. Dans la vitrine de J. Charrière, il y a des instruments pour l'anatomie et la chirurgie vétérinaires, et entre autres des étuis à dissection et des trousses réduites, simplifiées, rendues portatives, suivant la méthode de simplification qui distingue mon successeur, et qui ont été adoptés pour les cantines de la cavalerie en France et pour beaucoup d'armées étrangères. Il n'aurait certes pas été inutile de dire que les exposants français étaient les seuls qui eussent exposé des instruments de cet ordre. Cette partie exclusivement nationale aurait eu son importance.

La mention accessoire de MM. Vitry frères est encore un oubli que nous voulons réparer. Mon fils a dit dans la préface de sa Notice :

« A l'étranger, l'exportation nous a surtout fait obtenir une extension considérable d'affaires, relative à notre genre de spécialité industrielle. Nous l'avions déjà signalé dans notre Notice de 1844, où nous avons fait connaître les résultats économiques et la bonne qualité de fabrication que nous avons réalisés, en grande partie, en adressant nos modèles à la maison de Vitry, de Nogent (Haute-Marne), avec nos intructions spéciales. Cette maison a su former et diriger de nombreux ouvriers de tous genres, soit dans ses ateliers, soit dans l'intérieur de la ville, soit même dans les campagnes environnantes, et est à même, comme nous, de fournir maintenant non-seulement à la France, mais encore à tous les pays qui étaient autrefois nos devanciers. »

C'est en effet à cette fabrique, fondée en 1795 par le grand-père de ces messieurs, ou aux élèves qu'elle a formés, que s'adressent nos confrères français et étrangers pour les instruments usuels, tels que les ciseaux, la coutellerie chirurgicale courante, trempés d'après les indications que je leur ai données.

CONCLUSION.

Peut-être nous dira-t-on, après avoir lu ces pages, qu'un critique ne peut pas tout savoir. Cela, nous le pensons. On dira que l'on ne peut pas savoir toujours à qui revient la priorité de telle ou telle invention; c'est possible. Mais dans le cas actuel, lorsque nous voyons dire, à propos de la serretelle, que les Anglais ont exposé les instruments d'un de nos confrères de Paris, nous avons le droit de nous plaindre que les restitutions de priorité ne soient point faites pour nous comme pour les autres. Ainsi, pour la serretelle, si l'on n'a point lu nos Notices et la lettre de M. Sichel à cet égard, au moins il eût été facile de voir dans les œuvres de MM. Sichel et Desmarres que c'est moi qui ai inventé la serretelle en 1842, et que les ciseaux de M. Wilde, que nous avons faits le premier en 1850 pour M. Higgins, sont une simple modification de ma serretelle. Nous plaçant ensuite à un autre point de vue, nous resterons étonné des oublis du critique à l'égard de plusieurs fabricants étrangers, tels que M. Bonnels, de Bruxelles, un de mes nombreux collaborateurs au moment de l'Exposition de 1855.

Il nous eût été difficile de reprendre une à une toutes les erreurs de métier qui ont été faites dans cette appréciation sommaire des instruments de chirurgie à l'Exposition universelle de Londres. L'auteur des articles de la *Gazette hebdomadaire* ne nous en voudra pas, nous en sommes persuadé, d'avoir défendu notre bien. Il nous saura gré de rapporter ici, pour éclairer son jugement et celui des lecteurs sur les véritables titres de la maison Charrière et de J. Charrière dans l'exposition actuelle, la table des instruments et modifications nouvelles consignés dans la grande Notice de J. Charrière. Les lecteurs y trouveront matière à réparer eux-mêmes tous les oublis qui ont été faits, et quelques-unes des usurpations qu'à notre détriment le critique a consacrées dans ses appréciations.

Peut-être quelques lecteurs plus clairvoyants auront trouvé dans les articles que nous réfutons la raison d'une tendance que nous signalons pour terminer, celle de dépouiller la maison Charrière du rôle qu'elle a tenu jusqu'ici, d'occuper la tête de l'industrie de la coutellerie chirurgicale. Peut-être aussi cette note leur donnera-t-elle des éclaircissements utiles pour juger la valeur de cette tendance.

Il eût mieux valu, sans doute, garder le silence et nous laisser peu à peu enlever toutes nos inventions, grâce à des copies déguisées, laissant à ceux qui ont lu *sérieusement* la Notice de J. Charrière le soin de nous juger, le soin de rendre à ce dernier les droits que lui ont acquis, les leçons de son père, dont il a largement profité, ses expositions, la grande médaille d'honneur qu'il a remportée à l'Exposition universelle de 1855 (1).

Ce parti, peut-être plus sage, mon successeur voulait le suivre; il avait raison à son point de vue. Mais au mien, je crois meilleur de parler, et comme nul intérêt ne saurait m'être prêté, on comprendra bien que je suis venu revendiquer, au nom seul de la justice, une position légitimement acquise en France et à l'étranger.

Paris, novembre 1862.

---

(1) A Londres, J. Charrière a obtenu deux médailles de première classe pour les instruments de chirurgie et la coutellerie.

TABLE

DE LA PLUS GRANDE PARTIE

DES INSTRUMENTS NOUVEAUX OU MODIFICATIONS NOUVELLES

Par J. CHARRIÈRE

EXTRAITS DE SA NOTICE DE 1862.

Pour distinguer les instruments fabriqués ou créés par mon père avant 1851, de ceux postérieurs aux Expositions de 1851 et 1855, nous avons adopté pour la table suivante deux signes particuliers; c'est-à-dire (*) un astérisque pour les instruments fabriqués depuis 1851, et (**) deux astérisques pour ceux fabriqués depuis la dernière Exposition universelle de Paris en 1855. Nous ajouterons ici que parmi ces instruments les uns ont été fabriqués la première fois par nous sur les indications de médecins et de chirurgiens; les autres ont été modifiés ou conçus par nous-même. Ces derniers seront désignés sous notre nom, avec l'abréviation J. Ch.

Modification dans l'outillage et fabrication.

A toutes les innovations que nous avons faites et qui sont mentionnées dans cette table, nous joignons dans le catalogue annexé à cette notice : l'Arsenal chirurgical portatif, les Boîtes-trousses, Trousses, Étui à dissection et à autopsie, auxquels nous attachons une grande importance comme une modification constituant un de nos principaux progrès depuis 1855 **.

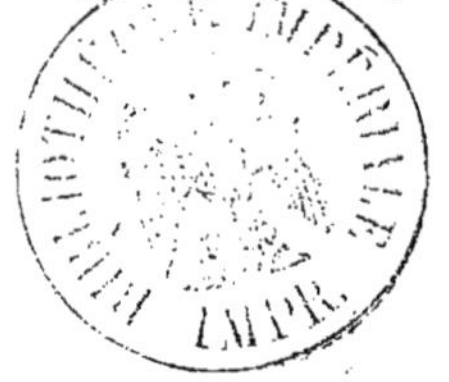

110

BIBLIOTHEQUE NATIONALE DE FRANCE
3 7531 00264491 3

www.ingramcontent.com/pod-product-compliance
Ingram Content Group UK Ltd.
Pitfield, Milton Keynes, MK11 3LW, UK
UKHW020457230726
13925UKWH00005B/2001

9 782013 702461